COVID-19

La vérité, toute la vérité, rien que la vérité.

Le mensonge, tous les mensonges, rien que les mensonges.

ÉTAT et état des lieux des connaissances/traitements (Europe, Monde, OMS).

RAOULT et coll.

Avant-propos

Une minuscule particule invisible, venue très probablement de Chine, a plongé en 3 mois le monde, l'humanité, quasiment en même temps, dans le chaos économique et psycho-social, dans l'incompréhension, le désordre, le désarroi, la détresse, la panique, la psychose, l'appauvrissement, la souffrance et la mort.

Retour sur un virus inédit, étrange, qui a commencé sa diffusion par frapper en tout premier "l'usine du monde" pour mettre en difficulté encore plus vite le reste du globe.

Retour sur un virus qui a ralenti, déstabilisé, stoppé le monde, net.

Retour sur un tsunami mondial provoqué par l'infiniment petit.

Chapitres

I   La vérité, toute la vérité, rien que la vérité

L'ultracrépidarianisme consiste à donner son avis sur des sujets sur lesquels on n'a pas de compétence crédible ou démontrée.

Nous n'allons pas revenir sur les ignorances, l'aveuglement, les egos, la stupidité, l'incompétence ou les conflits d'intérêts de certains "médecins", personnages politiques, journalistes ou publications scientifiques.Mais quand même, ce COVID-19 aura eu le triste « mérite » de mettre en lumière aux yeux du grand public tout ce néfaste magma.

Ce que nous savons :

- La surmortalité sur la période active de circulation virale se situe entre + 26% à + 45% : cela signifie que si l'année dernière, **sur la même période**, on dénombrait 100 décès, on en dénombrerait entre 126 et 145, **pas plus**.

- Sur ces 26 à 45 décès « anormaux » supplémentaires, en France l'écrasante majorité va concerner des profils âgés de plus de 65 ans, et parmi eux des patients ayant la plupart des cas des fragilités déjà existantes :

a) diabète non contrôlé

b) obésité sévère

c) asthme sévère

d) cancer hématologique

e) insuffisance rénale

f) greffé

g) antécédent d'accident vasculaire cérébral (AVC)

h) insuffisance hépatique

i) maladie neurologique (démence, Alzheimer)

j) grande précarité sociale

Sur la période de forte circulation virale, en termes d'impact de santé publique, cela correspond entre 2 à 3 fois l'effet d'une grippe saisonnière avec la différence de toucher bien plus d'organes divers.

- Dans d'autres pays développés, ce sont les moins de 65 ans qui sont les plus mortellement touchés.

- 78% des gens ayant eu une forme légère de COVID-19 et ayant conservé des signes de palpitation, d'essoufflement, de douleurs thoraciques souffrent de myocardite passagère, 5% de myocardite chronique.

- 80% des contaminés sont asymptomatiques ou paucisymptomatiques (pas ou peu de symptômes) donc sont contaminants mais quasiment pas détectés ni détectables sans même de signe d'insuffisance respiratoire.

C'est là un point central : un grand nombre de patients pas ou peu symptomatiques ont des lésions pulmonaires pouvant dégrader brutalement voire fatalement l'état de santé du patient.

C'est un autre point central, **déceler vite** ces patients pas ou peu symptomatiques (par la mesure **quotidienne** de la saturation en oxygène du sang à l'aide d'un oxymètre, et d'un test PCR pour confirmation) est **capital** et la **clé** pour une **prise en charge précoce** de l'infection assurant un **bénéfice maximum de réduction** du risque de séquelles (neurologiques (goût, odorat, vision etc), cardiologiques (myocardite, infarctus), thrombo-emboliques (veineux, rénal, digital (extrémités des doigts), dermatologique) voire du tube digestif, liées ou pas à un **remodelage vasculaire délétère**. Les détecter rapidement est donc également une **optimisation des chances de réduction** du risque de mortalité.

Une saturation en oxygène (oxymètre) qui baisse depuis plusieurs jours et descend **en-dessous de 95** doit faire se diriger **rapidement** vers l'hôpital **sans hésitation.**

II   Le mensonge, tous les mensonges, rien que les mensonges

Le masque réduit le risque de propagation et d'être contaminé.

Le masque performant (filtration) réduit encore plus le risque précédent de propagation et d'être contaminé.

Le masque performant (filtration) mis, utilisé et retiré (changé toutes les 4 heures sans le toucher) dans les bonnes pratiques réduit encore plus le risque de propagation précédent et freine, ralentit la propagation et le risque d'être contaminé. Surtout en **milieu fermé** et en **longue exposition** face à un contaminant.

Dire le contraire était un mensonge grossier, dangereux et inutile.

Le lavage long et régulier des mains réduit le risque de propagation et d'autocontamination.

La distance physique avec son voisin réduit également ce risque.

"Il faut avoir une quantité énorme de n'importe quel organisme (virus, bactérie) pour provoquer des symptômes, une quantité énorme" confirme le Dr David Rasnick, biochimiste et développeur de protéases chez Viral Forensics.

On ne commence pas par faire des tests, on commence par écouter les poumons, faire de l'imagerie pulmonaire et cérébral (PET SCAN) et on confirme par le test PCR qui est un excellent outil de recherche scientifique mais un horrible outil pour la médecine clinique : **30% des cellules infectées ont été tuées avant que les symptômes ne se manifestent.**

Au moment où vous présentez les symptômes...Les cellules mortes génèrent les symptômes.

Les gens qui vous ont enlevé toutes vos libertés ces dernières semaines sont des ingénieurs sociaux, des politiciens, des leaders d'opinion mondialistes, des banquiers, des fanatiques de l'OMS, etc. Leur armée est composée de «médias grand public», qui sont maintenant littéralement une machine de propagande parfaite 24 heures sur 24 pour un **Pandemic Reich** dirigé par Gates ou consorts ?

Le London Observer a écrit au sujet de l'invention de Mullis, la Polymerase Chain Reaction :
« Depuis que James Watt a traversé Glasgow Green en 1765 et a réalisé que le condensateur de vapeur secondaire transformerait la puissance de la vapeur, une inspiration qui a déclenché la révolution industrielle, aucune idée capitale n'a été aussi bien enregistrée dans le temps et l'espace »...

Au début des années 1990, la PCR (Polymerase Chain Reaction) est devenue populaire et Kary Mullis a reçu le prix Nobel en 1993.

La PCR, en termes simples, est une méthode de cyclage thermique utilisée pour réaliser jusqu'à des milliards de copies d'un échantillon d'ADN spécifique, ce qui le rend suffisamment grand pour être étudié.

« Ce qu'ils font, c'est qu'ils prennent une sorte de continuum et ils disent

arbitrairement que ce point est la différence entre positif et négatif. »

"La PCR est vraiment une technique de fabrication", a expliqué M. Crowe.
" Vous commencez avec une molécule. Vous commencez avec une petite quantité d'ADN et à chaque cycle, la quantité double, ce qui ne semble pas beaucoup, mais si vous doublez 30 fois, vous obtenez environ un milliard de fois plus de matériel qu'au départ. Donc, en tant que technique de fabrication, c'est génial... C'est là que ça devient sauvage".

« Dans un papier », dit Crowe, « j'ai trouvé 37 cycles. Si vous n'avez pas obtenu assez de fluorescence à 37 cycles, vous êtes considéré comme négatif. Dans un autre article, le seuil était de 36. Trente-sept à 40 étaient considérés comme « indéterminés ». Et si vous vous trouviez dans cette fourchette, alors vous faisiez plus de tests. Je n'ai vu que deux articles qui décrivaient la limite.

Il est donc tout à fait possible que différents hôpitaux, différents États, le Canada par rapport aux États-Unis, l'Italie par rapport à la France, utilisent tous des normes de sensibilité différentes du test Covid. Ainsi, si vous coupez à 20, tout le monde sera négatif. Si vous coupez à 50, tout le monde pourrait être positif.

C'est donc le nombre de décès, de personnes hospitalisées et en réanimation "liés, attribués" au Covid-19 qui demeure le plus pertinent mais surtout la surmortalité au final...Sans oublier les patients non hospitalisés qui ont pu développer des séquelles parfois pas encore ni toujours réversibles.

"Je pense que si un pays disait : "Vous savez, nous devons mettre fin à cette épidémie", il pourrait tranquillement envoyer un mémo disant : Nous ne

devrions pas avoir la limite à 37 cycles. Si nous le fixons à 32, le nombre de tests positifs diminuera de façon spectaculaire. Si ce n'est toujours pas suffisant, eh bien, vous savez, 30 ou 28 ou quelque chose comme ça. Donc, vous pouvez contrôler la sensibilité ".

Oui, vous avez bien lu. Les laboratoires peuvent manipuler le nombre de « cas » de Covid-19 dont dispose leur pays. Est-ce ainsi que les Chinois ont fait disparaître leur charge de cas tout d'un coup ?...

III ÉTAT Français, Europe et état des lieux des connaissances/traitements

Chez des patients détectés le plus précocement possible (examen clinique, oxymètre, imagerie pulmonaire, imagerie cérébrale, PCR), et **uniquement en phase précoce virale** et **uniquement** sur des patients sans risque cardiologique (ECG) ni insuffisance rénale sévère, la préconisation en l'absence de traitement de référence dans une urgence sanitaire reste :

Hydroxychloroquine 200 mg x3 par jour pour 10 jours + Roxithromycine 150 mg x2 par jour pour 10 jours (+/- Amoxicilline-Acide Clavulanique 1g/125mg x2 par jour pour 10 jours) + Sulfate de Zinc 220mg 1x par jour pour 10 jours + Aspirine 100 mg x1 par jour pour 10 jours(effet fluidifiant) L'azithromycine, autre macrolide, pouvant être utilisé avec une surveillance de précaution.

Il faut rappeler que c'est la Chine qui en premier, dès fin 2019 a préconisé l'Hydroxychloroquine.

On retrouve dans 60% des cas parmi les patients positifs, l'anosmie (trouble de l'odorat) et/ou la dysgueusie (trouble du goût) avec des récupérations aléatoires dans ces fonctions.

60% c'est considérable, aussi Il est impératif d'agir **rapidement** car plus longtemps les zones concernées du cortex sont atteintes, plus longue sera la récupération. Et si la zone est complètement « éteinte» et depuis un moment, le pronostic de récupération, et de rapidité de cette récupération est moins favorable.

La préconisation est alors d'administrer le plus rapidement possible un spray nasal avec corticoïdes de type Rhinomaxil sur prescription (ou Humex rhume des foins disponible lui sans prescription) :

1 pulvérisation dans chaque narine x2 par jour pour 10 jours sachant que l'accompagnement avec l'Aspirine 100 mg x1 par jour pour 10 jours(effet fluidifiant) est ici **synergique**.

COVID LONG : pour les malheureux qui n'ont pas été pris en charge médicalement et précocement, le traitement de récupération de la fonction endothéliale (élasticité idéale vasculaire par une bonne cicatrisation des parois) et l'apport en oxygène suffisant des organes et des tissus passe par :

Aspirine 100 mg x1 par jour pour 3 mois + Chondrosulf 400mg x 3 par jour pour 3 mois.

Au-delà de l'importance quant à la réduction majeure, voire totale, du **risque de séquelles** et de complications (probablement de minimum 50%), de la réduction du risque de contamination (réduction du portage viral), la réduction du risque de mortalité s'observe entre 20% à 50% selon le profil du patient et la précocité de la prise en charge.

Restreindre son utilisation, c'est obérer les chances d'un malade de s'en sortir.

Pour ce qui est du profil d'essais : devant le délai très court de la maladie à frapper un patient, à le dévaster ou à le tuer, il faudrait demander si les politiques, ou les "bien-pensants scientifiques" seraient disposés à ce que leurs parents ou enfants reçoivent un placébo...

Chez des patients non pris en charge précocement, à savoir en phase inflammatoire (orage cytokinique) donc en état grave voire en réanimation où l'utilisation usuelle d'un corticoïde puissant du type Dexaméthasone est courante, celle-ci reste le traitement préconisé.

En cas de remontée des hospitalisations dans les zones rouges, le micro ciblage est la solution pour épargner économiquement le plus grand nombre solidairement : limiter les contacts et favoriser le port des masques FFP2 chez les plus de 75 ans et/ou fragiles (ce sont ces profils-là qui occupent majoritairement les hôpitaux et surtout les services de réanimations).

Concernant le Remdésivir, l'Union Européenne et son agence du médicament dans leur totale incurie, a trouvé le moyen de valider cette molécule, prévue à l'origine et sans succès commercial pour le virus Ebola, alors même qu'elle a prouvé son inefficacité totale mais surtout sa toxicité rénale sévère et frappant une grande partie des malheureux patients à qui elle leur a été administrée.
Le tout à un coût considérable et délirant…
L'État Français doit s'en affranchir.
11 septembre 2020.

Annexes

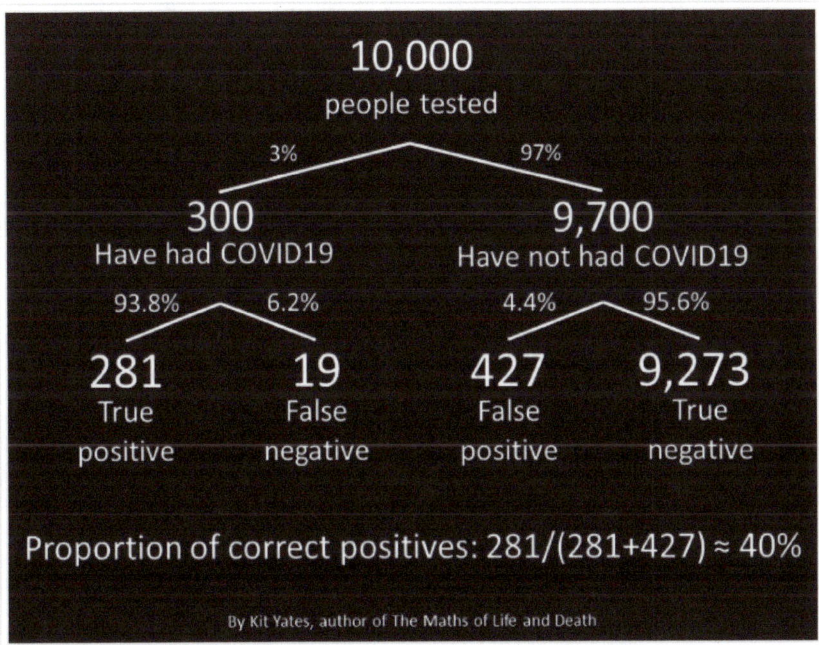

False positives can outweigh true positives when the prevalence of the disease in the population is low and the test lacks specificity. Author created.

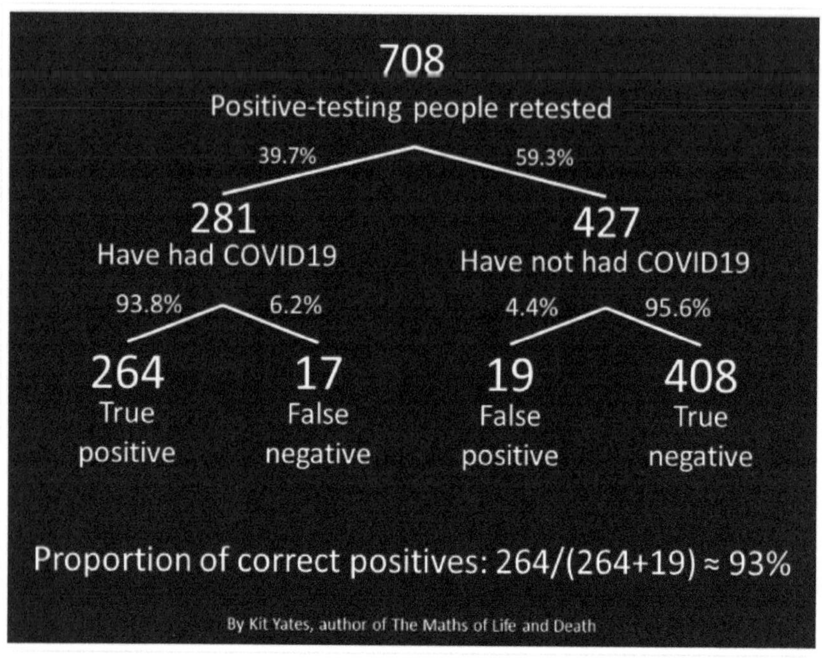

Even if no more specific test is available, retesting all patients who test positive can significantly reduce the rate of false positives, but only if the error is not systematic. Author created.

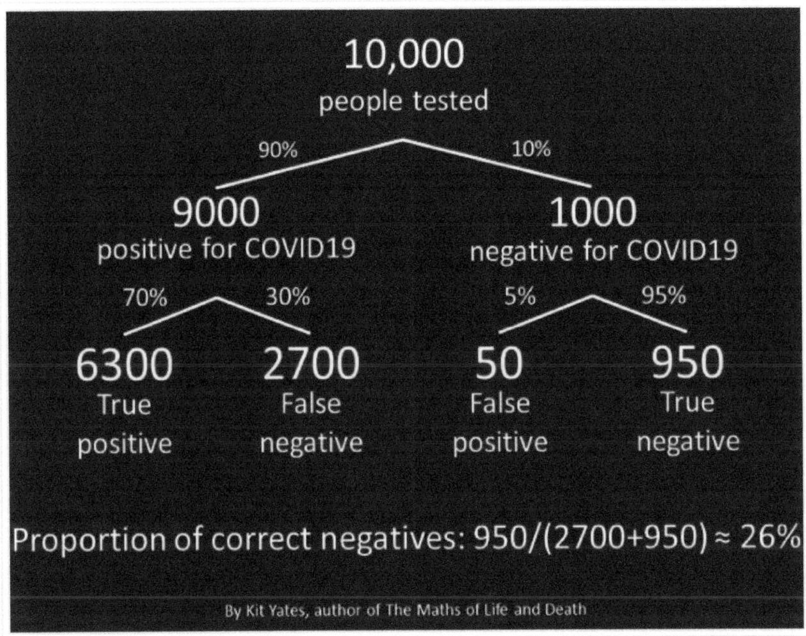

Negative RT-PCR test results can be correct as rarely as a quarter of the time. This diagram assumes a prevalence of 90%, a false positive rate of 5% and a false negative rate of 30%. Author created

https://theconversation.com/coronavirus-surprisingly-big-problems-caused-by-small-errors-in-testing-136700

"Remdesivir pour quelques dollars de plus" de Gilead avec l'Agence Européenne du Medicament?

Publié le 07/07/2020 à 19:48 - Mise à jour à 20:35

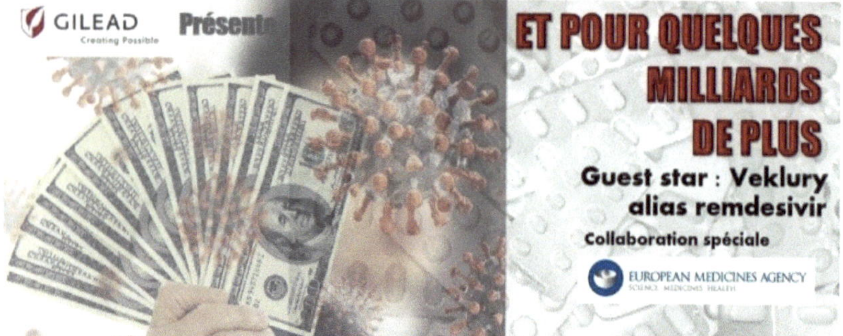

"Remdesivir pour quelques milliards de plus" de Gilead avec l'Agence Européenne du Medicament?
FranceSoir

To take a closer look at the data, among the 191 patients treated for five days with remdesivir, 146 (76%) had at least one point of improvement on a seven-point clinical scale at day 11, whereas 132 (66%) of 200 patients on standard treatment could say that. The scale ranges from hospital discharge to increasing levels of oxygen and ventilation support to death.

Interestingly, treating patients with remdeisivr longer—for 10 days, the drug's original recommended dosage—the benefit shrank in moderate patients to just 31% over standard of care alone. For that regimen, 70% of 193 patients on remdesivir showed at least 1 point of clinical improvement.

Remdesivir has known side effects, such as liver damage. Did safety hold back the drug's efficacy when used longer? It just may be. Side-effect rates were indeed higher for those patients: Fifty-five percent of those on the 10-day regimen suffered some sort of side effect, versus 51% of the 5-day group and 45% of the standard-of-care group. But the rates of grade 3 and higher events were similar across the three arms at 11%, 10% and 12%, respectively.

Gilead recently expanded the study to add another 1,000 moderately ill patients.

Coronavirus Covid-19 : l'OMS invite les pays à s'équiper d'oxymètres de pouls

Par **Sylvie Riou-Milliot** (Lire tous ses articles)
Publié le 10.03.2020 à 14h38

L'OMS a récemment recommandé que les pays s'équipent en oxymètres de pouls qui permet de détecter précocement une baisse de l'oxygénation du sang. Un outil important pour le traitement des patients atteints de la forme sévère de Covid-19. Décryptage.

Abstract

A growing body of evidence indicates that patients with cardiovascular complications are at a higher risk for developing severe Coronavirus Disease 2019 (COVID-19) (1). In addition, the high incidence of thromboembolic events suggests an important role of COVID-19-induced coagulopathy (2). Antiphospholipid autoantibodies (aPL), that are essential markers for antiphospholipid syndrome, are considered as a cardiovascular risk factor.

Bien plus qu'une pneumonie, la maladie COVID-19 est une inflammation vasculaire systemique, selon une étude de chercheurs zurichois. Cela explique pourquoi elle provoque autant de problèmes cardiovasculaires et de défaillances d'organes vitaux.

Les premiers patients présentaient surtout des pneumonies difficiles à traiter, a indiqué l'Hôpital universitaire de Zurich (USZ) dans un communiqué. Par la suite, les médecins ont constaté de plus en plus de cas de troubles cardiovasculaires et de défaillances multiples d'organes sans lien apparent avec la pneumonie.

L'équipe de Zsuzsanna Varga, à l'USZ, a donc examiné au miscroscope des échantillons de tissus de patients d et constaté que l'inflammation touchait et constaté que l'inflammation touchait l'endothélium - la paroi interne des vaisseaux sanguins - de différents organes.

Le virus SARS-CoV-2 a pu être détecté dans l'endothélium lui-même, où il provoque la mort des cellules, puis des tissus et organes touchés. Les chercheurs en déduisent que le virus attaque le système immunitaire non pas par les poumons, mais directement par les récepteurs ACE2 présents dans l'endothélium, qui perd ainsi sa fonction protectrice.

Tous les organes touchés

«La maladie Covid-19 peut toucher les vaisseaux sanguins de tous les organes», résume Frank Ruschitzka, directeur clinique de cardiologie de l'USZ, qui suggère désormais de baptiser ce tableau clinique «Covid-endothélite».

Il s'agit d'une inflammation systémique des vaisseaux sanguins pouvant toucher le cœur, le cerveau, les poumons, les reins ou encore le tube digestif. Elle entraîne de graves microperturbations de la circulation sanguine qui peuvent endommager le cœur ou provoquer des embolies pulmonaires, voire obstruer des vaisseaux sanguins dans le cerveau ou le système gastro-intestinal, souligne l'USZ.

Si l'endothélium des jeunes patients se défend bien, ce n'est pas le cas de celui des groupes à risque souffrant d'hypertension, de diabète ou de maladies cardiovasculaires, dont la caractéristique commune est une fonction endothéliale réduite.

Au niveau thérapeutique, cela signifie qu'il faut combattre la multiplication du virus et en même temps protéger et stabiliser le système vasculaire des patients, conclut le Pr Ruschitzka, cité dans le communiqué. Ces travaux sont publiés dans la revue médicale britannique «The Lancet».

Un virus à nul autre pareil

D'autres recherches publiées dans la revue «Science» vont dans le même sens, évoquant une maladie systémique et un virus qui agit d'une manière différente de tous les autres pathogènes vus jusqu'ici.

Des dommages aux reins, au cerveau et au système nerveux central ont été signalés, de même que crises épileptiques, encéphalites et AVC chez

des patients ayant récupéré. Les
intestins, riches en récepteurs ACE2, sont
un autre front d'attaque: la moitié des
patients souffre de diarrhée. Les yeux et
le foie sont également touchés.

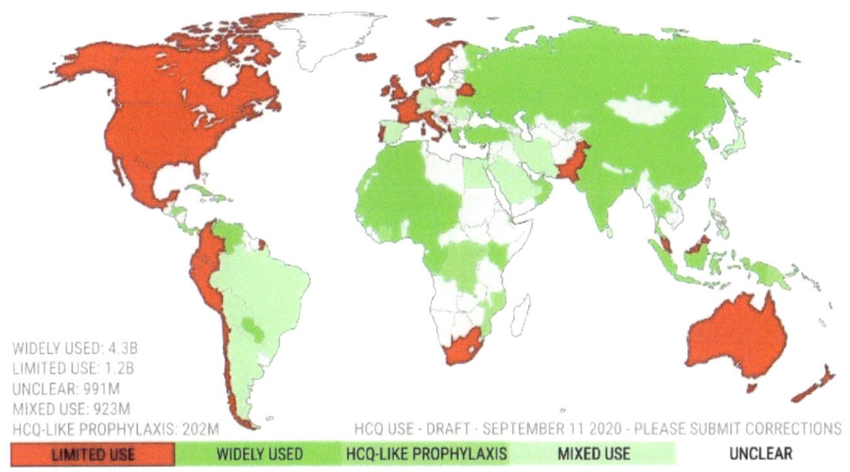

PrEP	PEP	Early	Late	All
89%	100%	100%	61%	74%

99 studies

Global HCQ studies. PrEP, PEP, and early treatment studies show efficacy, while late treatment shows mixed results.

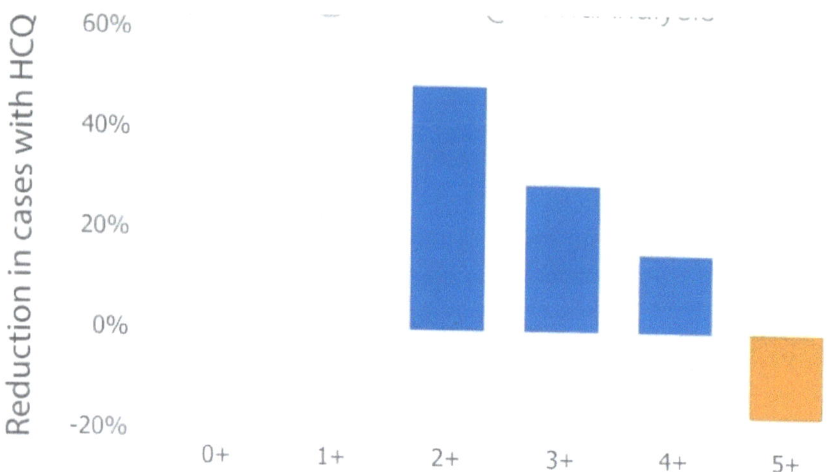

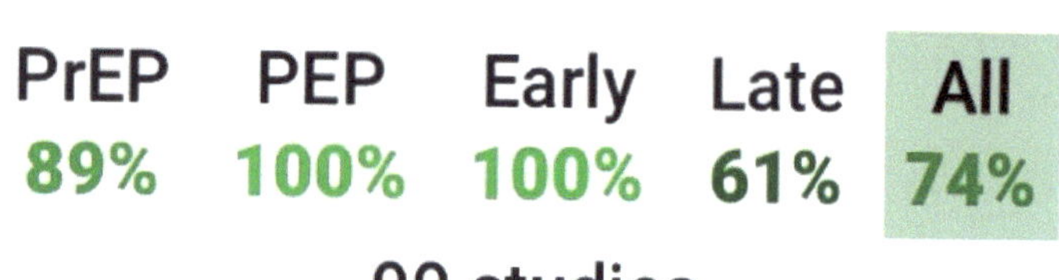

Global HCQ studies. PrEP, PEP, and early treatment studies show efficacy, while late treatment shows mixed results.

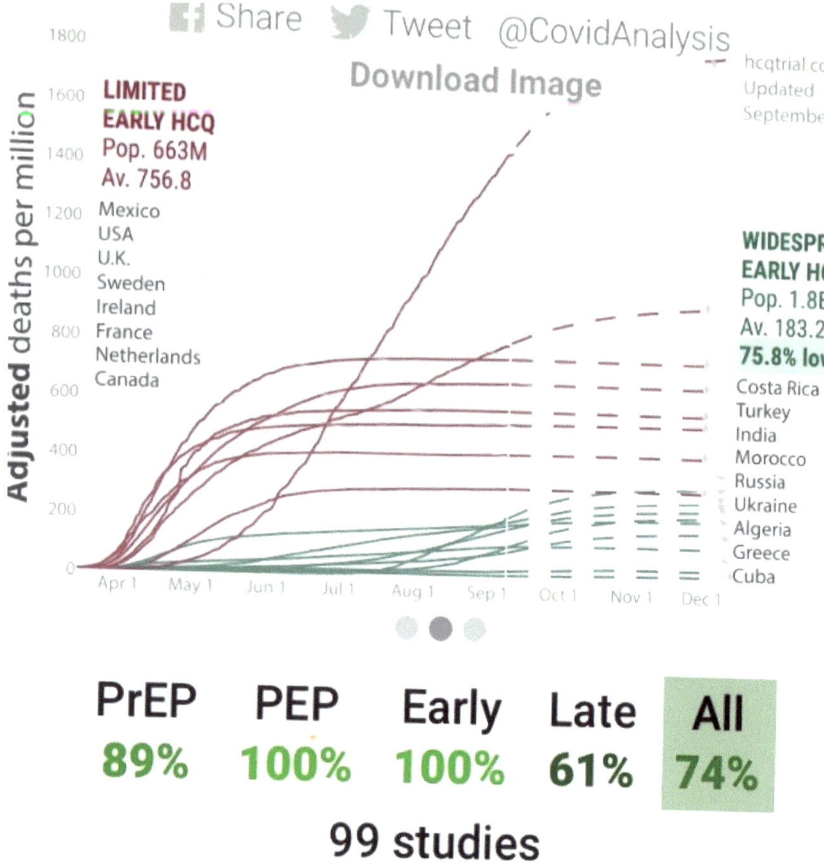

Global HCQ studies. PrEP, PEP, and early treatment studies show efficacy, while late treatment shows mixed results.

Early, Late

Kirenga et al., BMJ Open Respiratory Research,

Many countries either adopted or declined early treatment with HCQ, effectively forming a large trial with 1.8 billion people in the treatment group and 663 million in the control group. As of September 8, 2020, an average of 59.0 per million in the treatment group have died, and 465.5 per million in the control group, relative risk 0.127. After adjustments, treatment and control deaths become 123.1 per million and 691.7 per million, relative risk 0.18. The probability of an equal or lower relative risk occurring from random group assignments is 0.010. Accounting for predicted changes in spread, we estimate a relative risk of 0.24. **The treatment group has a 75.8% lower death rate.** Confounding factors affect this estimate. We examined diabetes, obesity, hypertension, life expectancy, population density, urbanization, testing level, and intervention level, which do not account for the effect observed.

CONCLUSIONS

In this retrospective study of over 6000 ambulatory and hospitalized patients with COVID-19 in the New York City metropolitan area, age, male sex, tachypnea, low systolic blood pressure, low peripheral oxygen saturation, impaired renal function, elevated IL-6, elevated D-dimer, and elevated troponin were found to be risk factors for mortality. Hydroxychloroquine use was associated with decreased mortality.

www.ingramcontent.com/pod-product-compliance
Lightning Source LLC
Chambersburg PA
CBHW040246240726
48664CB00001B/283